DES

POLYPES DE L'URÈTHRE

CHEZ LA FEMME

PAR

Alphonse MÉNÉTREZ,

Docteur en médecine de la Faculté de Paris,
Élève des hôpitaux de Paris,
Ex-élève des Facultés de Paris, Strasbourg et Montpellier,
Ex-aide-major des mobiles du Haut-Rhin (guerre 1870).

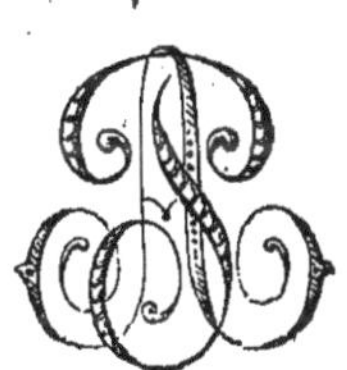

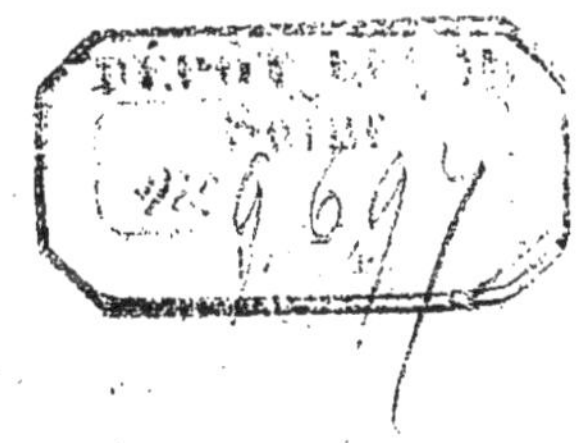

PARIS

A. PARENT, IMPRIMEUR DE LA FACULTÉ DE MÉDECINE

Rue Monsieur-le-Prince, 29-31

—

1874

A FEU MON PÈRE,

RICHARD MÉNÉTREZ

Regrets éternels ! ! !

A LA MÉMOIRE

DE MA SŒUR EUGÉNIE
ET DE MON FRÈRE RICHARD.

A MA MÈRE
LA MEILLEURE DES MÈRES.

Reconnaissance sans bornes.

A MA CHÈRE ET BONNE SŒUR AMÉLIE
Affection.

A MON BEAU-FRÈRE.

LE Dr PETITJEAN (DE BELFORT),
Médecin cantonal,
Médecin des prisons de l'arrondissement de Belfort,
Chevalier de la Légion d'honneur, etc.

Cher Beau-Frère, je vous prie de regarder l'hommage de ce travail comme un faible témoignage de mon estime, mon amour et ma reconnaissance pour vous.

A MES NEVEUX ET A MA NIÈCE.

A MES AUTRES PARENTS

Ménétrez.

A LA MÉMOIRE

DE M. LE Dr PRUDHOMME,

Médecin principal de 1re classe,
Commandeur de la Légion d'honneur, etc.

Reconnaissance.

———

A M. LE PROFESSEUR GOSSELIN.

Veuillez, cher Maître, recevoir ce faible témoignage de ma gratitude pour la sympathie que vous m'avez témoignée et l'enseignement précieux que j'ai trouvé auprès de vous.

A MM. LES PROFESSEURS AGRÉGÉS PÉRIER ET BALL.

Hommage de reconnaissance.

A MES AUTRES MAITRES DANS LES HÔPITAUX DE PARIS :

M. LE PROFESSEUR BÉHIER

Clinique médicale de l'Hôtel-Dieu (externat, année 1871);

M. LE PROFESSEUR DEPAUL

Clinique d'accouchements (externat, année 1872);

M. LE Dr DUMONTPALLIER

Hôpital de Lourcine (externat, année 1872).

Faible témoignage de mon respect et de ma gratitude.

A MES MAITRES DE LA FACULTÉ DE STRASBOURG

POLYPES DE L'URÈTHRE

CHEZ LA FEMME

Je me propose, dans ma thèse inaugurale, de faire l'histoire des polypes du canal de l'urèthre chez la femme, en me basant sur les divers mémoires qui se rapportent à ce sujet, et sur les observations que j'ai receuillies soit dans la clientèle particulière de mon beau-frère le Dr Petitjean, de Belfort, soit dans les divers services hospitaliers de Paris et particulièrement de MM. les professeurs Gosselin, Trélat et Tillaux.

A propos de l'anatomie pathologique, je rapporte l'examen microscopique d'une de ces tumeurs fait par M. Ranvier. Cette variété de polypes n'a pas encore été décrite anatomiquement.

Je conseille pour l'ablation de ces tumeurs l'emploi du galvano-cautère, ou cautère thermo-électrique, dans tous les cas où l'instrument pourra être facilement employé. Les temps de l'opération seront ainsi simplifiés, la cautérisation peut être plus profonde et plus précise, les hémorrhagies consécutives prévenues, ainsi que les rétrécissements et peut-être les récidives.

Tels sont les points spéciaux que je développe dans ma thèse.

DÉFINITION.

D'après la définition qu'a donnée Gerdy des polypes en général, on peut définir ceux de l'urèthre des excroissances pédiculées, des tumeurs saillantes à la surface de la muqueuse uréthrale. Ils rentrent en outre dans l'ordre de ceux que ce professeur a désignés sous le nom de polypes extero-intérieurs, c'est-à-dire qui peuvent se montrer à l'extérieur, bien qu'ils aient leur point d'origine à l'intérieur. Nous en tenant à la définition absolue des polypes, nous ne décrirons dans notre thèse que les tumeurs pédiculées du canal de l'urèthre, lesquelles seules sont des polypes, éliminant ainsi toutes les tumeurs hypertrophiques non pédiculées.

HISTORIQUE.

Il faut d'emblée arriver à Boyer, c'est-à-dire à 1825 pour trouver une description vraie de la maladie qui nous occupe. Les auteurs du siècle dernier, tels que : Varner, Stanley, Astley Cooper, Marc Antoine Petit, l'ont à peine reconnue. Ils en parlent d'une façon vague et confuse, encore leurs descriptions se rapportent bien plutôt aux polypes de la vessie.

Boyer lui-même en dit à peine quelques mots, mais il la signale d'une façon incontestable.

Gerdy, dans sa thèse d'agrégation, en cite un exemple assez incomplet qu'il tient de Sporleder.

La *Gazette médicale* de 1834 contient plusieurs observations de Mme Boivin et Dugès, Larcher et Rufz.

En 1836, M. le professeur Velpeau fait une leçon clinique sur ces petites tumeurs, et propose de leur donner le nom de polypes. Cette leçon a été publiée par M. Barthez, dans le *Journal hebdomadaire*.

En 1843, on trouve dans la *Gazette médicale* quelques observations de M. Maisonneuve.

En 1844, M. le professeur Schutzenberger en publie plusieurs exemples dans la *Gazette médicale* de Strasbourg. Et la même année paraît une thèse de M. Bavoux.

M. Forget, en 1844, publie sur ce sujet un article dans le *Bulletin thérapeutique*, t. XXVI.

Puis quelques cas isolés sont publiés dans les journaux.

M. Thore, 1847 (*Gazette médicale*).

M. Carru, 1849 (*Gazette des hopitaux*).

M. Demarquay, 1855 (*Gazette des hôpitaux*).

M. Riberi (*Archives générales de Médecine*, t. XIII).

M. Maisonneuve (*Bulletin thérapeutique*, t. XXX).

En 1855, paraît un travail de M. Verneuil sur la structure des polypes de l'urèthre (Compte-rendu des secours de la Société de Biologie, octobre 1855).

Enfin des thèses inaugurales paraissent sur le même sujet.

En 1858, une thèse de M. Henry.

En 1862, une thèse de Velten.

En 1866, les thèses de MM. Victor Lemoine et Dollez.

CONSIDÉRATIONS ANATOMIQUES ET HISTOLOGIQUES
DU CANAL DE L'URÈTHRE.

L'urèthre de la femme est un canal cylindrique situé le long de la paroi antérieure du vagin sur la ligne médiane, et qui s'étend de la vessie à la vulve. Sa longueur est de 25 à 35 millimètres. Son diamètre transversal en dehors de toute dilatation en mesure de 6 à 8 millimètres. L'extrémité inférieure est un peu rétrécie. Sa direction est oblique de haut en bas et d'arrière en avant, et présente une légère courbure à concavité tournée en avant.

L'urèthre n'existe à l'état d'organe isolé que dans son quart supérieur. A ce niveau il est uni par sa face postérieure à la paroi antérieure du vagin, par un tissu cellulaire très-lâche.

Plus bas les deux canaux contractent des adhérences tellement intimes qu'il est impossible de les séparer l'un de l'autre.

L'extrémité supérieure de l'urèthre, orifice vésical ou col de la vessie, est située à près de 2 centimètres en arrière, un peu au-dessus du sommet de l'arcade pubienne. Son extrémité inférieure ou méat urinaire est située dans la vulve entre les petites lèvres, à 2 centimètres environ en arrière du clito-

ris, un peu en avant du tubercule qui termine in-
férieurement la colonne antérieure du vagin.

L'orifice a une forme très-variable, tantôt allongé
dans le sens antéro-postérieur, tantôt étoilé ou ar-
rondi.

Les parois de l'urèthre sont toujours en contact.
La surface interne de l'urèthre est blanchâtre quand
les vaisseaux de la muqueuse sont vides, d'un rouge
foncé quand ils sont pleins de sang. Elle présente
de plus des plis longitudinaux.

Structure. — La paroi de l'urèthre mesure en
moyenne 5 millimètres en épaisseur. Elle est formée d'une tunique muqueuse et d'une tunique musculeuse non unies par du tissu cellulaire, et partout difficiles à séparer.

La muqueuse présente un derme très-mince formé d'une trame de tissu conjonctif et d'une multi-
tude de fibres élastiques très-fines et un épithélium
pavimenteux, stratifié, assez épais; des papilles vasculaires très-grêles, d'un millimètre environ de
longueur s'élèvent à la surface du derme. De petites glandes en grappes très-simples sont annexées
à la muqueuse uréthrale, elles forment généralement des séries longitudinales qui s'ouvrent à la
surface de la muqueuse par des orifices extrême-
ment petits.

La tunique musculeuse très-épaisse, se compose
d'une couche longitudinale attenante à la muqueuse
et d'une couche annulaire placée en dehors de la
précédente. Dans l'une et l'autre couche, les fibres

musculaires lisses sont disposées en faisceaux étroits, cylindriques, entourées d'une sorte d'enveloppe de tissu conjonctif et de tissu élastique. En dehors de ces couches de fibres musculaires lisses on rencontre des fibres musculaires de la vie animale, dirigées les unes transversalement, les autres horizontalement. Il y a des artères, des veines et des lymphatiques.

ANATOMIE PATHOLOGIQUE.

Les polypes se présentent sous la forme de petites tumeurs de consistance charnue, d'un rouge vif, quelquefois grisâtre, très-vasculaire, saignant très-facilement, présentant une surface lisse ou granuleuse et se continuant sans ligne de démarcation avec la membrane muqueuse de l'urèthre.

Les tumeurs sont tantôt sessiles, tantôt supportées sur un pédicule plus ou moins allongé ; elles occupent en général la paroi inférieure de l'urèthre ; quelquefois, mais rarement, on les rencontre sur la face supérieure ou sur les parties latérales du canal. Elles peuvent occuper trois plans différents dans le canal :

Le col vésical, le centre du canal, ou le voisinage du méat urinaire.

Les tumeurs qui occupent le col vésical ne sont à proprement parler que les polypes de la vessie. Ils font tous saillie dans l'intérieur de la vessie et ne viennent que bien rarement faire saillie au dehors du canal de l'urèthre.

Nous laisserons l'étude de ces tumeurs de côté, elles ne rentrent pas dans le cadre de notre travail.

Restent les tumeurs qui naissent dans l'intérieur du canal, et celles qui naissent au méat ou tout près du méat.

Leur volume ne dépasse pas en général celui d'un pois. M. Velpeau en a vu un de la grosseur d'un œuf. Ordinairement solitaires ces productions peuvent être multiples, souvent alors elles se compriment mutuellement et sont aplaties par leurs faces qui sont en contact.

Considérés au point de vue de leur nature, nous diviserons les polypes en :

Polypes folliculaires et polypes papillaires. Les uns résultant de l'hypertrophie des glandes situées dans l'épaisseur de la muqueuse, les autres de l'hypertrophie des papilles.

Aussi voyons-nous les *folliculaires* occuper surtout la partie moyenne du canal là ou les glandes mucipares abondent. Les uns se développent sur place et transforment le canal en une espèce de poche qu'elles remplissent plus ou moins complètement, et peuvent déterminer des accidents sérieux, alors que rien ne décèle leur présence ; de là des erreurs de diagnostic nombreuses : les autres progressent vers le méat au fur et à mesure de leur développement, et ne tardent pas à faire saillie au dehors, où elles sont alors reconnues par le médecin.

Ces tumeurs s'insèrent sur la paroi inférieure de l'urèthre, elles sont de consistance molle, de couleur rouge, peu douloureuses et généralement point du tout douloureuses. Ce sont de véritables polypes muqueux analogues aux polypes muqueux du nez.

Les *polypes papillaires*, au point de vue de leur constitution, peuvent être rangés en deux catégories.

Les uns ne contenant absolument que les éléments anatomiques normaux du canal de l'urèthre, mais hypertrophiés, et nullement des cellules jeunes, embryonnaires, embryo-plastiques ou fibro-plastiques. Les autres, au contraire, en outre des éléments anatomiques hypertrophiés du canal, renferment des cellules embryonnaires jeunes, comme le prouve l'examen microscopique d'une de ces tumeurs que nous avons observée à l'hôpital Lariboisière, dans le service de M. le professeur Tillaux. Cet examen a été fait par M. Ranvier. Nous en donnons la description plus loin.

La première variété a été décrite en 1855 par M. le professeur Verneuil dans le compte-rendu des séances de la Société de biologie.

C'était un polype récemment enlevé par M. le professeur Gosselin.

Nous ne saurions mieux faire qu'en reproduire la description :

La surface de ces polypes est lisse, mais à la loupe elle est un peu mamelonnée. Le pédicule, gros comme une petite plume d'oie, se renfle en trois ou quatre lobules plus ou moins isolés qui, par leur réunion, constituent la masse totale. Examinée à un faible grossissement, cette tumeur est facilement reconnue de nature papillaire; elle est formée par l'agglomération de cylindres juxtaposés et serrés

les uns contre les autres, terminés par une extrémité et adhérente par la base comme les doigts de
la main sur la région métacarpienne ; les papilles,
larges d'un tiers ou un quart de millimètre, portent
encore des prolongements latéraux secondaires
beaucoup plus petits; la surface externe est recou-
verte par une couche assez épaisse d'épithélium
cylindrique, formé de cellules petites, munies d'un
noyau, assez intimement soudées entre elles ; les
cellules sont disposées perpendiculairement à la
surface de la papille comme les poils d'un velours.

Le corps de la papille est parcouru par un grand
nombre de vaisseaux capillaires dont les anses,
remplies de sang, sont la cause de la coloration intense du tissu.

Les capillaires, entrecroisés en divers sens, sont
larges, à parois minces, et çà et là un peu dilatés.

Ils atteignent le voisinage de la surface, c'est-à-
dire qu'ils ne sont séparés du revêtement épithélial
que par une mince épaisseur du tissu de la papille.

Le tissu lui-même, difficile à observer à cause des
vaisseaux, présente une apparence fibroïde plus
dense; du liquide et de la matière amorphe abreu-
vent en abondance les mailles lâches de la trame,
ce qui explique l'affaissement de la réduction de la
tumeur à un très-petit volume par la dessiccation.

La circonstance des douleurs vives dont ces tumeurs sont le siége m'a engagé à y rechercher
avec soin les filets nerveux, mais je n'ai pu en dé-
couvrir aucun.

En résumé, les polypes de l'urèthre chez la femme

me paraissent devoir être anatomiquement rangés dans la classe des hypertrophies papillaires et dans la variété de celles si remarquables par leur grand développement de vaisseaux.

La forme pédiculée, si commune dans ces altérations, vient confirmer cette opinion et rapproche la lésion qui nous occupe des végétations papillaires si communes à la région génitale externe des deux sexes.

Ce fait vient compléter la série des altérations de ce genre qui s'observent sur toutes les muqueuses garnies de papilles.

Les polypes (nom improprement fondé sur la configuration externe), les polypes de l'urèthre de la femme se rangent donc à côté des verrues, des condylomes, des végétations du prépuce, du gland, de la marge de l'anus, de certaines tumeurs pédiculées de la langue, des lèvres, narines, conjonctives (granulations palpébrales), du vagin, de l'intérieur du col de l'utérus, des gencives, etc. En un mot ce sont des hypertrophies papillaires.

La deuxième variété papillaire n'a pas encore été décrite anatomiquement. Les polypes de cette sorte renferment de nombreuses cellules embryonnaires.

Voici, du reste, l'examen microscopique d'un de ces polypes fait par M. Ranvier.

Nous publions à la fin de notre thèse l'observation de la malade qui le portait :

La petite tumeur, de suite après l'ablation, est mise dans de l'alcool absolu et après durcissement divisée en tranches minces, suivant la direction du polype. Ces tranches sont placées dans du carmin pendant une demi-minute, lavées dans de l'eau distillée et étudiées dans :

Glycérine...... 100
Acide formique. . 1

Les préparations sont triangulaires, allongées, le sommet correspond à la partie libre de la tumeur, et la base à son point d'implantation.

A un faible grossissement, 30 diamètres, on voit à la périphérie une couche épithéliale, colorée en rose, épaisse et sinueuse, qui limite des papilles de forme variées.

Le corps de ces papilles et le centre de la tumeur avec lequel elles se correspondent par leur base, sont constituées par du tissu muqueux, avec un grossissement de 400 diamètres; l'épithélium partout pavimenteux, stratifié, est disposé en couches lamelleuses à la surface et au sommet de la tumeur. Tandis que vers la partie muqueuse et le point d'implantation, au lieu d'être lamelleuses, elles sont vésiculeuses et remplies de matières muqueuses.

Le tissu muqueux des papilles et le centre de la tumeur contiennent des cellules lymphatiques et des vaisseaux conifères en travers et en long, complètement organisés vers le sommet de la tumeur et embryonnaires à la base.

En résumé, cette tumeur est un polype muqueux, papillaire, dont le développement se fait surtout au point d'implantation. Il est probable que l'irritation qui produit ce développement actif existe aussi dans la muqueuse.

La malade a été opérée plusieurs fois; voici un nouvel examen du polype :

Le polype est constitué par un stroma fibreux, riche en cellules embryonnaires et en vaisseaux sanguins. Il possède, à la surface, des papilles de forme et d'étendue variables, dont quelques-unes sont volumineuses.

Les papilles sont recouvertes d'un épithélium pavimenteux.

SYMPTOMATOLOGIE.

Nous avons vu, en étudiant l'anatomie pathologique de ces tumeurs polypiformes, que force nous avait été d'admettre des variétés, des espèces de polypes. Or, ces espèces anatomiques correspondent à des espèces cliniques qui ont leurs symptômes, leur évolution spéciale. Aussi sommes-nous obligé, pour être vrai, de faire la symptomatologie de chacune de ces espèces.

Nous admettrons donc :

Des polypes muqueux ;

Des polypes papillaires benins (ne récidivant pas) ;

Des polypes papillaires malins (récidivant le plus souvent).

Des polypes muqueux ou folliculaires. — Formés par l'hypertrophie des follicules mucipares du canal de l'urèthre, ces tumeurs occupent le centre du canal; de plus, elles ne sont jamais douloureuses par elles-mêmes, mais le deviennent quelquefois; nous verrons comment.

Certaines de ces tumeurs ne font nullement saillie au dehors du canal. Elles se développent sur place, et transforment le canal de l'urèthre en une sorte de poche qu'elles remplissent plus ou moins complètement. Il n'est pas rare de les voir causer des accidents sérieux, alors que rien ne vient encore déceler leur présence à l'extérieur, de là des erreurs de diagnostic nombreuses.

Les autres, après avoir pris un développement moins considérable, progressent vers le méat, font saillie à l'extérieur où elles acquièrent un certain volume, pour peu que les malades tardent à consulter le médecin.

Généralement pédiculées, ces tumeurs ont leur insertion à la paroi postérieure de la muqueuse uréthrale qui les recouvre et leur donne l'aspect lisse et la couleur rouge.

Nullement douloureuses par elles-mêmes, elles peuvent le devenir si, par le frottement ou le contact de l'urine, elles viennent à s'excorier.

Tumeurs papillaires bénignes. — Ne récidivant pas après excision, ces tumeurs, qui correspondent au type anatomique décrit par M. le professeur Verneuil, ne recidivent pas après une bonne opération. Elles sont de deux sortes: les unes ne sont pas douloureuses primitivement, mais peuvent le devenir consécutivement par suite d'excoriations; les autres sont très-douloureuses, les symptômes qu'elles déterminent sont physiques et fonctionnels.

Les unes peuvent exister pendant longtemps sans donner lieu à aucun accident de nature à fixer l'attention des femmes qui en sont atteintes. Chez quelques femmes, le hasard seul les fait reconnaître au chirurgien qui explore les organes génitaux dans un tout autre but. D'autres fois, elles déterminent des démangeaisons, des cuissons ou des irritations désagréables.

Les autres occasionnent une douleur intense et continuelle dans la vulve. Cette douleur augmente par la pression, par la marche et s'irradie souvent vers les reins.

Les envies d'uriner sont fréquentes et l'excrétion de l'urine est presque toujours difficile, tant à cause de la douleur qu'elle provoque que de l'obstacle mécanique apporté par la présence même de la tumeur.

Le coït est pénible et quelquefois impossible. Enfin il n'est pas rare de voir des urines sanguinolentes, et le plus souvent des écoulements muqueux.

Il y a obstacle mécanique à la miction, et par suite de la rétention prolongée d'urine ou par suite de la dilatation prolongée il y a incontinence, les malades urinent par regorgement.

Symptômes physiques.— Alors au bout d'un temps variable apparaissent une ou plusieurs petites tumeurs à l'entrée du canal, au bord du méat urinaire, de volume variable, de consistance mollasse ou dure, saignant facilement, à surface lisse ou granuleuse.

Les polypes douloureux sont généralement petits, ont une couleur rouge vif, non violacée, et ne saignent pas quand on les touche.

Certains auteurs ont voulu prétendre que les polypes douloureux et non douloureux étaient les mêmes polypes, seulement ulcérés et enflammés. Pour notre part nous ne le pensons pas, nous nous sommes déjà expliqué sur ce sujet.

Tumeurs papillaires malignes. — Ces polypes sont ceux qui ont dans leur constitution des cellules jeunes, embryonnaires, embryoplastiques. Ils récidivent le plus souvent.

Ce caractère clinique, la récidive, est le seul qui les différencie de ceux que nous venons de décrire. Les autres symptômes sont les mêmes que les précédents. Disons aussi qu'ils sont presque toujours, sinon toujours, douloureux.

ÉTIOLOGIE.

A propos de l'étiologie, voici ce que dit M. Nélaton.

«Si l'on cherche la cause des polypes de l'urèthre, on voit que cette affection est aussi obscure dans son étiologie que toutes celles du même ordre. A part les carnosités consécutives aux inflammations chroniques de ce canal, il est impossible de savoir l'origine des polypes.

Nous pensons que c'est aller trop loin. Si pour quelques-uns on ne peut véritablement, quoi qu'on fasse, trouver une cause, pour d'autres c'est assez facile.

Excès de nutrition et de formation, dit M. Lemoine dans sa thèse inaugurale, c'est ainsi que nous croyons pouvoir formuler, d'une façon générale, l'étiologie des tumeurs hypertrophiques de l'urèthre. La première cause à invoquer sera l'afflux du liquide nutritif en plus grande proportion, qu'il soit appelé dans les parties sous l'influence d'excitations de nature très-variable, ou qu'il y séjourne par l'effet de phénomènes de compression.

Comme causes mécaniques nous devons citer en premier lieu la masturbation. Cette cause a été mise hors de doute par Mme Boivin, qui a constaté si souvent son influence sur les maladies de la vulve et de l'urèthre.

Puis tout obstacle au coït; car quelquefois il y a substitution de l'orifice uréthral à l'orifice vaginal, comme le prouve le fait suivant.

Ceci se passait avant la guerre 1870.

Une femme fut observée à la clinique des vénériens de Strasbourg par feu notre très-illustre et très-regretté maître M. le professeur Kuss; ce maître si digne que nous avons vu mourir à Bordeaux la veille du jour où il se disposait à protester énergiquement à l'Assemblée nationale contre la cession de l'Alsace et de la Lorraine! — La douleur l'a étouffé!!!

Mais revenons à notre sujet.

Chez cette femme le canal de l'urèthre était très-dilaté et très-dilatable. Il y avait des végétations en grand nombre et une fistule uréthro-vaginale.

L'urine y séjournait constamment. C'était un véritable cloaque. Le vagin était si complètement effacé qu'on eut de la peine à le trouver. La membrane hymen était intacte.

Il est facile de reconstituer l'histoire de cette femme. C'était une femme mariée qui avait eu affaire à un mari naïf et maladroit, lequel semblait répéter d'autant plus le coït qu'il était dans la mauvaise voie.

J'ajoute, pour compléter cette histoire si curieuse, que cette femme était grosse! Les spermatozoïdes avaient franchi la fistule uréthro-vaginale!!

Tel est le fait tel qu'il a été observé, et que nous livrons aux méditations du philosophe et du médecin.

La menstruation, la grossesse, exerceraient une certaine influence.

M. Tanchou pense que vers cinquante ans, quand la menstruation cesse, tous les organes contenus dans le petit bassin continuant pendant longtemps encore à être le siége d'une congestion sanguine intermittente, cette congestion est fréquemment la cause des végétations au méat urinaire. MM. Schutzenberger et Velpeau regardent la blennorrhagie comme amenant fréquemment la formation de ces polypes.

M. Velpeau ajoutait parmi les causes susceptibles de produire ces polypes la syphilis, mais cela n'est nullement prouvé. Il pensait aussi que les polypes

pouvaient être dus à des caillots de sang qui se seraient formés dans le canal et se seraient organisés
en y prenant racine. — Ce procédé d'organisation
des polypes n'est plus admissible aujourd'hui.

Les polypes sont communs à la puberté.

Ils existent aussi chez les petites filles,

Et nous en avons vu un bon nombre chez des
femmes de 45 à 50 ans.

Les derniers étaient de la variété qui récidive.
Nous en donnons des observations à la fin de la
thèse.

DIAGNOSTIC.

Quand le polype est douloureux et fait saillie au
dehors du canal, point de difficulté. Mais il n'en est
pas toujours ainsi, et plusieurs cas peuvent se pré-
senter.

Voyons ces cas.

1° Le polype n'est pas douloureux et est situé dans
le canal.

Dans ce cas il peut rester ignoré aussi longtemps qu'une circonstance n'avertira le malade de
la présence de quelque chose d'anormal dans le
canal.

2° Le polype est douloureux, mais encore caché
dans le canal.

Or ici, par cela même qu'on n'est pas prévenu
qu'il peut y exister, on n'y pense pas, et on
songe de suite à une maladie du col de l'utérus.

Si, au contraire, l'attention est reportée du côté de l'urèthre par des pissements de sang, des difficultés et des douleurs à l'émission des urines, alors une sonde ou un stylet introduits dans le canal font connaître la présence d'un corps anormal.

Que si le polype fait saillie au dehors, point de difficulté.

Quant au moyen de reconnaître les folliculaires des papillaires.

Les folliculaires sont généralement uniques, d'un rouge moins vif, d'un volume plus considérable que les autres; leur point d'insertion est aussi plus avant dans l'intérieur de l'urèthre, quelquefois même dans sa partie moyenne. Ils ne sortent que tardivement du canal et peuvent être méconnus longtemps.

Les papillaires sont plus rouges, plus denses, petits et saignent difficilement, souvent au nombre de deux ou trois autour du méat.

Diagnostic différentiel. — On peut confondre à la rigueur les polypes de l'urèthre avec :

L'hypertrophie de la muqueuse uréthrale. Mais dans ce cas on peut voir la muqueuse de la tumeur se continuer sans ligne de démarcation d'une part avec celle de l'intérieur de l'urèthre, d'autre part avec celle de la vulve.

On a signalé comme pouvant être confondu avec des polypes le renflement qui limite chez la femme le méat urinaire, et qui sert de guide dans le cathétérisme. Mais il nous semble qu'il faut être bien peu observateur pour commettre une pareille erreur.

Perez rapporte un cas où la muqueuse de la vessie faisant hernie fut prise pour un polype.

Mais l'ensemble des phénomènes qu'elle présentait, la fermeté de son tissu, les rugosités transversales, son élasticité, la facilité qu'on avait de la réduire, firent juger que c'était une poche formée par une portion de la vessie.

3° Un polype de la vessie peut pénétrer dans l'urèthre et venir sortir au méat. L'erreur peut être commise, mais le traitement est le même.

Viennent ensuite les végétations de nature si diverses qui pourraient être prises pour des polypes. En général, les végétations n'existent qu'exceptionnellement au voisinage de l'urèthre.

Une erreur sur laquelle Velpeau a insisté arrive souvent quand le polype est douloureux et situé dans le canal.

Elle consiste à rechercher une affection de la vessie ou de l'utérus chez des malades qui ne souffrent nullement de ces organes. Velpeau a cité plusieurs exemples de ce genre. Larcher rapporte l'observation d'un polype qui, pendant dix-neuf mois, causa les plus vives douleurs à la femme qui le portait.

La tumeur fut méconnue tout le temps qu'elle ne fit point saillie au dehors.

Disons qu'on peut éviter toutes ces erreurs en faisant un examen plus sérieux des malades.

Peut-on reconnaître que l'on a affaire à un polype

de la variété qui récidive? On ne le peut par le simple examen à l'œil, toutefois les polypes de cette sorte existent de préférence chez les femmes âgées.

MARCHE. PRONOSTIC.

La terminaison de ces polypes est identique à celles des polypes des autres muqueuses. Ils peuvent dégénérer ou tomber spontanément. Toutefois quand ils sont situés profondément et qu'on ne les reconnaît pas, ils déterminent parfois des accidents sérieux analogues à ceux causés par les rétrécissements de l'urèthre.

Sporleder en cite un qui tomba de lui-même et fut entraîné par les urines.

On ne peut rien dire des terminaisons par inflammation, suppuration, gangrène, cancer.

La dégénérescence n'a pas été observée, mais on est fondé, par analogie, à admettre qu'elle peut avoir lieu pour ceux de l'urèthre comme pour ceux du nez, vagin, utérus, ou rectum.

En général le pronostic est peu grave.

Les polypes qui récidivent seuls sont d'un pronostic plus fâcheux. Les malades qui en sont atteints les conservent indéfiniment.

Toutefois on n'a pas remarqué qu'ils aient exercé une influence générale fâcheuse.

TRAITEMENT.

Le traitement des polypes de l'urèthre a consisté jusqu'ici dans l'emploi de trois moyens. La ligature, la cautérisation et l'excision.

Nous proposons un mode de traitement nouveau, l'emploi du galvano-cautère, dans tous les cas où cet instrument pourra être employé. Nous avons vu fonctionner cet appareil entre les mains si habiles de notre maître M. le professeur Trélat, il a donné d'excellents résultats.

1° La cautérisation avec le nitrate d'argent fut employée par M. Velpeau sans succès sur une malade qu'il se décida à opérer par excision.

2° La ligature fut employée avec succès par M. Schutzenberger; quatre jours après, le polype tombait avec le fil qui l'étranglait. Mais la ligature ne peut être employée quand la tumeur occupe l'intérieur de la cavité uréthrale.

Dans tous les cas ce mode opératoire est moins simple que l'excision.

Pour l'excision on saisit la tumeur avec des pinces et on excise à l'aide de ciseaux.

Ce procédé qui est le meilleur a encore des inconvénients; si le polype était toujours situé près du méat, pas de difficulté. Mais quand le polype es avancé dans le canal, le procédé opératoire est difficile à employer, de plus l'excision de ces polypes est en général suivi d'un écoulement de sang abondant, eu égard au peu d'étendue de la plaie, mais qui ne tarde pas à s'arrêter de lui-même; quelquefois il y a une véritable hémorrhagie, qui peut être considérable comme le témoigne le fait rapporté par M. Forget.

Il est trop curieux pour que nous nous dispensions de le reproduire ici.

« En 1857, dit M. Forget, j'assistai M. Lisfranc dans une opération. Il excisa un polype de l'urèthre, du volume d'une petite noisette, situé à 2 centimètres environ du méat urinaire. L'excision fut en apparence suivie de l'écoulement d'une très-petite quantité de sang.

« Une heure après on vint me chercher en toute hâte, me disant que notre opérée se mourait. A mon arrivée chez elle. Je la trouvai pâle, immobile, le pouls faible, je découvre la malade, dans la pensée qu'une hémorrhagie était seule capable d'avoir produit des accidents de cette nature. Il n'y avait aucune trace de sang dans le lit.

L'hémorrhagie avait cependant eu lieu, mais à l'intérieur de l'urèthre ; versé à la surface de ce conduit, le sang avait reflué dans la vessie qui était considérablement développée. La malade accusait un besoin très-vif d'uriner. Après avoir débarrassé la vessie des caillots sanguins qu'elle renferme, il me suffit pour arrêter l'hémorrhagie d'appliquer sous l'arcade du pubis deux doigts et de comprimer pendant quelque temps.

Pour éviter cette hémorrhagie, je suis d'avis que l'on doit poser en principe général la cautérisation du pédicule du polype, qui aura de plus l'avantage de détruire ce qui aurait pu échapper à l'instrument tranchant, et d'éviter de la sorte la récidive.

La cautérisation, dans certains cas, est donc un auxiliaire puissant de l'excision. »

Tel est le fait raconté par M. Forget, nous avons tenu à le rapporter en entier.

Le moyen pour prévenir cet accident, proposé par M. Forget, est excellent, mais, peut n'être pas suffisant. Pour toutes ces raisons nous pensons que le galvano-cautère devra être employé de préférence à tous les autres traitements.

Traitement par le galvano-cautère. — Cette méthode qui porte le nom de galvano-caustique physique ou thermique consiste à diviser les tissus au moyen d'instruments de platine portés au rouge par le passage d'un courant. Cette méthode est connue depuis longtemps, mais c'est grâce aux travaux de Middeldorpff que le galvano-cautère est entré définitivement dans la pratique chirurgicale comme méthode d'extirpation des tumeurs.

L'emploi de la galvano-caustie ne saurait trouver une application plus grande que dans le cas qui nous occupe, car ce procédé doit être réservé pour l'ablation de tumeurs superficielles à vascularisation développée, mais ne contenant pas de gros vaisseaux, ce qui est bien le cas ici.

Nul autre mode de traitement ne remplit plus exactement les fameux préceptes, *tuto, cito et jucunde*, sans quoi il n'y a pas de bonne opération possible.

En effet, les avantages que présente la galvano-caustie étant d'agir vite, presque sans douleur et d'éviter les hémorrhagies.

Tels sont, du moins, les avantages que nous avons vu retirer de la galvano-caustie entre les mains de M. le professeur Trélat et Bœkel.

Description de l'appareil. — Emploi de l'appareil. — Pendant très-longtemps on s'est servi de l'appareil de Middeldorpff. Mais à cet appareil trop coûteux M. le professeur Broca a substitué les piles de M. Grenet.

L'appareil de M. Grenet comprend trois parties.

La pile, le manche, l'armature de platine.

1° La pile de Grenet se compose de lames de zinc et de charbon plongées dans un mélange composé de :

Eau. . . . . 6 parties.
Acide sulfurique. 2 —
Bichrom. pot . . . 50 centigr. par litre.

Au moyen d'un tube à insufflation qui plonge jusqu'au fond du vase, on peut à volonté activer le développement de l'électricité; pour en diminuer le développement il suffit de soulever les éléments de la pile au dehors du liquide.

2° Le manche est en bois ou en ivoire, il est traversé par deux courants en rapport d'un côté avec l'armature de platine, de l'autre avec les réophores.

L'un de ces conducteurs est interrompu dans sa largeur et on peut, avec un coulant, ouvrir ou interrompre le courant.

3° L'armature offre deux formes principales :

a, l'anse coupante dont le fil sert à couper les tissus; elle s'applique comme la ligature en masse, ou l'écraseur linéaire sur le pédicule des tumeurs *b*, le galvano-cautère dont le fil, est recourbé sur lui-même comme un fer à cheval.

Pour que l'hémostase soit parfaite, M. Verneuil donne au fil une épaisseur de 1 millimètre à 2 millimètres et demi.

Les auteurs qui se sont occupés de l'emploi du galvano-cautère en chirurgie prétendent :

Que l'anse coupante dans les régions très-vasculaires est un procédé peu sûr. Car le fil à mesure qu'il se raccourcit s'échauffe davantage, il rougit à blanc ; dès lors la section des tissus s'opérant très-rapidement, l'action hémostatique ne se produit pas.

Or ces tumeurs pédiculées, ne renfermant pas de vaisseaux volumineux, et situées dans des cavités muqueuses profondes, tels que les polypes du larynx et du nez, limitent assez exactement le champ dans lequel doit se renfermer l'action de l'anse coupante.

En faisant alors passer le fil à froid autour du pédicule de la tumeur, on l'enlève rapidement sans aucune effusion du sang.

Le galvano-cautère, quand il n'est pas très-fortement chauffé permet d'enlever les tumeurs sans hémorrhagie.

Comme nous l'avons déjà dit, l'emploi du galvano-cautère doit être réservé pour l'ablation des tumeurs superficielles à vascularisation très-déve-

loppée, mais ne contenant pas de gros vaisseaux.
Il ne saurait donc mieux remplir son but que dans
le cas de polypes du canal de l'urèthre chez la
femme.

Voici quelques observations de polypes de l'urèthre.

OBSERVATION I (1). — Polype papillaire de l'urèthre douloureux. —
Cause inconnue. — Excision. — Cautérisation. — Récidive.

Au mois d'avril 1873, entrait à l'hôpital Lariboisière, dans
le service de M. le professeur Tillaux, une femme de 45 ans,
mariée, sans enfant, sans antécédents de syphilis, pour y être
soignée d'un polype de l'urèthre. Ce polype est implanté sur
la paroi inférieure de l'urèthre et à l'orifice du méat urinaire.
Il fait saillie au dehors. (Nous en avons donné plus haut la
description anatomique.)

Dès son origine, qui date de quelques mois, il donnait les
symptômes suivants :

Des douleurs pendant la miction et en dehors de la miction, de la difficulté d'uriner. Il était très-sensible au plus
petit contact.

M. Tillaux en fait l'excision. Après l'excision, la miction
devient plus facile, les douleurs cessent, la malade sort de
l'hôpital complètement guérie, quelques jours après l'opération. Mais un mois à peine s'était passé que la malade revient
à l'hôpital, le polype s'était reproduit, non pas aussi volumineux qu'auparavant, il ne faisait pas saillie au dehors du canal,
mais il s'accompagnait des mêmes symptômes que précédem-
ment : douleurs, difficultés à uriner.

Nouvelle excision que l'on fait suivre d'une cautérisation au
fer rouge. Nouvelle amélioration dans les symptômes. La
malade ressort de l'hôpital encore une fois guérie. Deux mois
après la malade rentrait à l'hôpital pour y être soignée de son
polype qui avait reparu. A partir de ce moment nous avons
perdu de vue la malade.

(1) Nous ne saurions oublier que notre ami Riza, élève en médecine, nous a fourni des renseignements sur cette malade. Nous le
prions d'accepter nos remercîments.

Observation II.

Cette observation, que nous empruntons à la clientèle de notre beau-frère, le Dr Petitjean, de Belfort, sera courte. Nous n'avons vu la malade qu'accidentellement.

Voici ce que c'est.

C'est une personne de la campagne, âgée de 45 ans, non mariée, qui porte depuis une dizaine d'années un polype de l'urèthre. Il est implanté sur la paroi inférieure de l'urèthre, à 1 centimètre du méat urinaire environ. Au début, il faisait saillie au dehors du canal, il déterminait des douleurs pendant la miction, il était très-sensible au moindre attouchement ; il s'accompagnait d'un écoulement blanchâtre. Il y a près de dix ans que ce polype a été enlevé pour la première fois par l'excision et la cautérisation. Il est revenu. Depuis, la malade est obligé de se soumettre à la même opération périodiquement, tous les mois ou tous les deux mois.

De suite après l'opération il y a un soulagement, une diminution parfois, une disparition complète quelquefois de tous les phénomènes, mais au fur et à mesure que le polype se reproduit réapparaissent les phénomènes : douleur, écoulement, etc., etc.

Tel est le fait.

Le Dr Petitjean dans ce cas a employé tous les caustiques chimiques. Nous savons le Dr Petitjean trop expert dans ces sortes d'affections, pour penser qu'il eût mieux réussi avec d'autres traitements.

Mais ici nous n'hésiterions pas à nous servir du galvano-cautère.

Observation III.

Nous avons pris cette observation dans la clinique de M. le professeur Trélat, à la Charité.

Une jeune femme de 28 ans, mariée, un enfant, entre au mois de mars 1873 dans le service de M. le professeur Trélat. Elle est atteinte d'un polype de l'urèthre. Ce polype est douloureux, il détermine des envies fréquentes d'uriner. Pas d'écoulement blanc. Ce polype date de plusieurs mois. La malade s'est fait opérer deux fois déjà. Pas de succès.

Il fait saillie au dehors du canal, il est pédiculé et implanté à 1 centimètre environ du méat. Il saigne souvent et par le plus petit contact.

La malade est opérée avec le galvano-cautère. Quelques jours après la malade sortait guérie de l'hôpital.

A propros de ces polypes de l'urèthre, M. le professeur Trélat, dans une conférence clinique, disait ces paroles ; nous tenons à les rapporter ici, elles seront l'affirmation, la confirmation et comme le résumé de ce que nous avons avancé dans le courant de notre thèse :

1° Les polypes vasculaires de l'urèthre que l'on a appelés encore végétations fongeuses, tumeurs érectiles, sont le plus souvent des hypertrophies papillaires.

2° Ils sont peu communs en général, mais assez fréquents chez les jeunes femmes.

3° Ils sont quelquefois cachés dans l'intérieur du canal et n'apparaissent pas au dehors; dans ce cas, il y a un signe qui les fait reconnaître, c'est la surface vasculaire dans le canal.

4° Ils sont assez rebelles à tout traitement topique. Le traitement interne ne fait rien. Souvent ils récidivent deux, trois, quatre fois sur place, car il y a quelque difficulté à enlever toute l'hypertrophie.

5° Les modes de traitement employés pour l'ablation sont :

L'excision, la cautérisation, le fer rouge, et la cautérisation galvanique.

6° Le galvano-cautère est très-précieux pour les maladies de ce genre, quand on veut cautériser avec précision.

C'est ainsi que M. le professeur Trélat s'exprimait en mars 1873. Ce sont nos idées et en partie les points que nous avons cherché à développer et à affirmer dans notre thèse.

Heureux si nous y sommes parvenu. Nous n'avons eu qu'un but en faisant ce travail :

Remplir notre devoir.

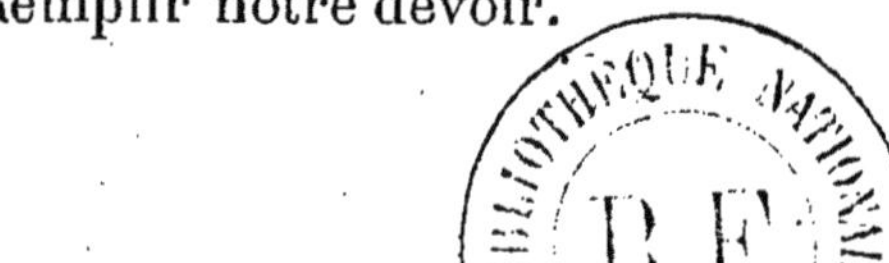